AF590097

DE LA SCLÉROSE EN PLAQUES DISSÉMINÉES

RAPPORT LU A L'ACADÉMIE DE MÉDECINE DANS LA SÉANCE DU 16 DÉCEMBRE 1884

PAR

LE Dr E. MESNET

Membre de l'Académie de médecine, Médecin des hôpitaux.

PARIS

G. MASSON, ÉDITEUR

LIBRAIRE DE L'ACADÉMIE DE MÉDECINE

BOULEVARD SAINT-GERMAIN, 120

1884

DE LA

SCLÉROSE EN PLAQUES

DISSÉMINÉES

BOURLOTON. — Imprimeries réunies, A, rue Mignon, 2, Paris.

DE LA

SCLÉROSE EN PLAQUES

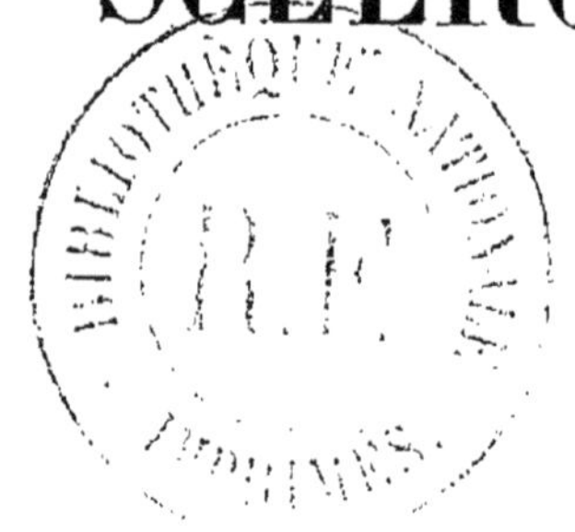

DISSÉMINÉES

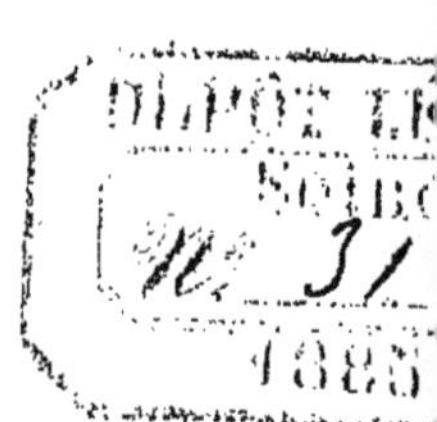

RAPPORT LU A L'ACADÉMIE DE MÉDECINE DANS LA SÉANCE DU 16 DÉCEMBRE 1884

PAR

LE Dr E. MESNET

Membre de l'Académie de médecine, Médecin des hôpitaux.

PARIS

G. MASSON, ÉDITEUR

LIBRAIRE DE L'ACADÉMIE DE MÉDECINE

BOULEVARD SAINT-GERMAIN, 120

1884

DE LA

SCLÉROSE EN PLAQUES

DISSÉMINÉES

La commission du Prix Civrieux, composée de MM. Vulpian, Charcot et Mesnet, m'a fait l'honneur de me choisir pour son rapporteur.

La question donnée au concours est : *De la sclérose en plaques disséminées.*

Il appartenait à l'un ou à l'autre de mes collègues, *bien mieux qu'à moi*, de vous entretenir d'une question au sujet de laquelle chacun d'eux peut, à juste titre, revendiquer sa part de paternité. N'ayant point recherché ce périlleux honneur, permettez-moi, Messieurs, de faire appel à toute votre bienveillance.

Les recherches cliniques, et plus encore les études anatomiques de MM. Charcot et Vulpian, ont constitué l'unité pathologique, si bien décrite par Charcot dans son œuvre magistrale des scléroses en plaques. A côté de ce type classique, il est un nombre plus grand encore de formes dérivées dont les symptômes se dissocient, au point que le diagnostic peut rester indécis jusqu'à la dernière heure, jusqu'à la constatation anatomique des lésions médullaires. Cette variété de formes et d'expressions est la conséquence ordinaire de la *dissémination des plaques* dans les différentes parties de l'axe cérébro-spinal, soit qu'elles occupent les régions lombaires, dorsales, cervicales, bulbaires ou encéphaliques.

Quoi qu'il en soit, les manifestations variées de ces lésions multiples ont, le plus souvent, des traits communs, un air de famille qui permet de les reconnaître au milieu de symptômes les plus disparates.

Étudier ces ressemblances,

Analyser ces dissemblances,

tel a été le but que s'est proposé l'auteur du Mémoire n° 1, qui porte pour épigraphe :

. . . . . *Facies non omnibus una*
Nec diversa tamen, qualem decet esse sororum.

Deux Mémoires vous ont été présentés ; ils sont inscrits sous les n°s 1 et 2.

Du Mémoire n° 2, je n'aurai point à vous parler.

Votre Commission, se soumettant aux conditions statutaires du Prix Civrieux, s'est vue dans la nécessité d'éliminer ce Mémoire, qui, par sa publicité antérieure et par la divulgation du nom de son auteur, a perdu tous ses droits au concours.

Mais avant de passer outre, votre Commission croit faire œuvre de justice en adressant à l'auteur les éloges qui lui sont dus pour son intéressant travail.

Le Mémoire n° 1, dont j'ai à vous présenter l'analyse, ne s'arrête point à l'étude des manifestations, dont le groupe, si bien étudié par MM. Charcot et Vulpian, constitue le type classique des scléroses en plaques disséminées ; je veux parler du tremblement intentionnel, des troubles de la parole, des phénomènes oculaires, des accidents apoplectiformes. L'auteur considérant, à juste titre, la sclérose en plaques comme une unité scientifiquement établie, dirige ses recherches vers l'étude des points obscurs, des formes indécises qui se rapprochent plus ou moins du type défini.

La base de son travail repose sur plus de soixante observations recueillies avec soin dans les publications récentes, empruntées aux recueils étrangers, soit allemands, soit anglais, ou produites comme personnelles ou communiquées.

L'étiologie est un des chapitres les plus importants du livre ; l'auteur s'y attache d'autant plus qu'elle se limite jusqu'à ce jour aux causes communes et banales, telles que : les perturbations morales, les fatigues, les traumatismes. Guidé par l'analyse d'un grand nombre d'observations, éclairé par l'examen minutieux des antécédents des malades, il entrevoit une *pathogénie nouvelle* des scléroses en plaques disséminées, et se déclare, en dernier ressort, partisan convaincu de la nature infectieuse de cette maladie. Il invoque à l'appui de son opinion la constatation de la fièvre typhoïde, de la variole, de la rougeole, de la scarlatine, de l'érysipèle, etc..., à une époque plus ou moins éloignée du début de la maladie, et même, chez quelques-uns de ses malades, il constate la transition assez rapide de l'un à l'autre de ces deux états, pour que le rapport direct de cause à effet lui semble certain.

Assurément la démonstration n'en est point encore faite ; mais, quoi qu'il en soit, nous ne pouvons que savoir gré à l'auteur de ses aperçus nouveaux, et des efforts qu'il a faits pour éclairer l'étiologie si peu connue des scléroses en plaques.

La *symptomatologie* était un vaste champ ouvert à ses recherches. Il n'est point, en effet, de maladie du système nerveux qui, par la dissémination de ses lésions anatomiques, puisse se présenter à l'observateur sous une plus grande variété d'aspects ; c'est pourquoi Charcot l'avait comprise sous trois formes cliniques : forme encéphalique, forme spinale, forme mixte ou cérébro-spinale. La multiplicité des symptômes conduirait vite à la confusion, si nous n'avions comme point de repère le type classique, laissant son empreinte aux formes dérivées.

Du côté de la moelle, les symptômes se groupent et s'harmonisent encore plus ou moins ; mais du côté du cerveau, que d'écueils à éviter, que de surprises à craindre, si les troubles psychiques se montrent avec une telle intensité qu'ils dominent tous les autres symptômes !...

Il est un fait acquis, démontré par l'expérience clinique, c'est que l'envahissement des plaques de sclérose dans la substance cérébrale, conduit à la débilité mentale : affaiblissement de la mémoire, hébétude, facies plus ou moins stupide, lenteur des conceptions, obnubilation de l'esprit, émotivité exagérée, se traduisant tout aussi bien par les larmes faciles, que par le rire sans motif et sans expression, tous signes de déchéance intellectuelle à divers degrés. Mais la tentative faite par notre auteur, de rechercher la sclérose en plaques dans les formes aiguës des manies, des mélancolies, et plus particulièment dans les manifestations si variables de la paralysie générale, n'a pas trouvé dans les observations qu'il analyse et qu'il critique si judicieusement, des preuves démonstratives. Il ne suffit pas, en effet, de constater cliniquement, chez quelques sclérosiques, des troubles psychiques, tels que : excitation maniaque, idées vaniteuses, délire des grandeurs, du tremblement des mains, du bégayement, de l'inégalité pupillaire, des mouvements fibrillaires de la face et de la langue, pour conclure de cause à effet ; il faut, pour se rendre compte de la valeur des faits, faire la part des lésions concomitantes, s'il y en a, recourir à la méthode anatomo-clinique en opposant les symptômes aux lésions. « Or, dit notre auteur, de l'examen auquel je me suis livré pour contrôler les opinions émises par quelques auteurs et plus particulièrement par des Allemands, sur la question de savoir si ces troubles psychiques sont dus à la présence de plaques scléreuses dans les circonvolutions, et plus particlièrement dans les circonvolutions frontales », de cet examen, dis-je, n'est résulté aucune preuve satisfaisante. « Il est possible, ajoute-t-il, que dans quelques cas, les plaques de sclérose disséminées dans les circonvolutions, produisent, du côté des facultés intelleetuelles, des désordres plus ou moins accentués, mais nous ne croyons pas que ce soit là un cas fréquent, puisque toutes les observations relevées par nous, à l'exception d'une, constatent la coexistence d'une méningite plus on moins intense, très nettement caractérisée par l'épaississement des membranes, l'aspect trouble de la pie-mère. »

Messieurs, sur la limite de deux états, les frontières sont toujours indécises et souvent sujettes à contestations. Si parfois les plaques de sclérose disséminées dans les diverses régions du cerveau, éveillent cliniquement une expression symptomatique qui ressemble à celle de la paralysie générale, ne nous hâtons pas de conclure à l'*identité*, non plus que de voir là une manifestation propre à la plaque sclérosique.

Les observations dont je viens de vous entretenir ne vous signalent-elles pas, en effet, l'existence simultanée des *deux lésions* anatomiques à la surface du cerveau : *l'une*, en plaques peu étendues, peu nombreuses, occupant bien plus souvent la substance blanche que la grise, située dans les parties profondes, rarement à la surface des circonvolutions ; *l'autre*, avec tous les caractères de la méningo-encéphalite diffuse sur les parties supérieures des lobes cérébraux.

Comment faire la part de ces deux lésions simultanées ?

Placés ainsi aux frontières de deux territoires, gardons-nous de donner à tels ou tels symptômes une signification propre, une valeur clinique que l'ensemble de la maladie pourrait ne pas justifier.

Ne perdons pas de vue les rapports de cause à effet si bien établis entre les méningites lentes de la convexité et les grandes perturbations psychiques de la paralysie générale ! car l'unité pathologique édifiée par Bayle, Delaye, Calmeil dans le groupe jusqu'alors si confus des maladies chroniques du cerveau, est et restera, dans nos cadres nosologiques une découverte non moins féconde que l'unité typhoïde dans le groupe des fièvres continues.

Une autre partie du Mémoire est consacrée à l'étude des troubles de la *sensibilité* et de la *motilité*.

L'auteur signale les troubles de la sensibilité comme rares et exceptionnels, bien que cependant il ait noté l'existence de douleurs, d'anesthésies localisées, d'hémianesthésies, de troubles des organes des sens, dans quelques cas de scléroses en plaques constatées à l'autopsie.

Bien plus fréquents sont les troubles de la motilité, dont les formes multiples se lient directement à la dissémination des plaques dans les diverses régions des centres nerveux, entre autres : la paraplégie, l'hémiplégie de la face et des membres ou de la face seule, les paralysies bulbaires, les troubles de la mastication, de la phonation, les atrophies musculaires.

Le diagnostic de la sclérose en plaques, déjà si difficile quand elle s'éloigne du type classique, devient plus difficile encore, quand, véritable Protée, elle revêt la forme d'une autre affection de la moelle. Quelques observations, publiées dans ces derniers temps, nous la présentent dissimulée sous les symptômes de la *sclérose latérale amyotrophique*. L'auteur cite, entre autres faits importants, un travail de M. le docteur Déjérine sur une malade qui, ayant été observée longtemps dans le service de M. Hardy et suivie jusqu'au terme de sa vie, présenta tous les symptômes des scléroses amyotrophiques, bien qu'elle fût, en réalité, atteinte de sclérose en plaques; elle avait :

De la paralysie avec atrophie extrêmement prononcée des muscles des membres et du tronc ; de la contracture permanente des muscles paralysés, entrecoupée d'accès aigus de contracture plus violente, survenant d'une façon intermittente. Le diagnostic, resté indécis pendant la vie de cette malade, ne put être définitivement établi que par la constatation faite par M. Déjérine, de plaques de sclérose disséminées dans les diverses parties des centres nerveux, restés, d'autre part, indemnes de toute lésion propre aux scléroses amyotrophiques.

Combien se trouve justifiée, en présence d'une telle variété d'expressions et de formes, cette parole d'un de nos maîtres en névropathologie : « *Méfiez-vous des scléroses en plaques!* Vous les prendrez, suivant les cas, pour des *ataxiques*, pour des *choréiques*, peut-être croirez-vous à la *paralysie agitante*, voire même à la *paralysie générale !* »

Nous ne pouvons que savoir gré à notre auteur de nous apporter quelques paroles de consolation au milieu de tous ces désastres de notre système nerveux, puisque le dépouillement des nombreuses observations réunies dans son Mémoire, lui permet d'affirmer la fréquence relative des *rémissions ;* quelquefois même la *guérison,* ou tout au moins, l'arrêt complet dans la *progression des symptômes.*

Il me reste à vous dire quelques mots d'un dernier et important chapitre : de l'*anatomie pathologique des scléroses en plaques.* L'auteur ne s'arrête point aux démonstrations acceptées par ses maîtres; il concentre ses recherches sur les questions obscures, litigieuses, discutées dans les laboratoires. Avant d'arriver à l'histologie, il s'attache à prouver l'insuffisance de l'examen à l'œil nu, pour la constatation des lésions sclérosiques. Une moelle, un cerveau pouvant être parsemés de plaques sans qu'aucun caractère extérieur les fasse reconnaître, il est indispensable d'avoir recours à la technique moderne pour déterminer avec rigueur l'état anatomique des parties. C'est à cette difficulté pratique que l'auteur attribue les résultats négatifs consignés à l'autopsie de quelques-uns des malades dont il analyse les observations.

Le processus de la lésion, point d'attache de tous les travaux modernes, a été, dans ce mémoire, le sujet de nombreuses recherches. L'auteur s'est particulièrement appliqué au contrôle de l'origine *vasculaire* des plaques, qu'il confirme par de nombreuses démonstrations : *au centre de chaque plaque la présence d'un vaisseau* à parois enflammées et épaissies autour duquel les lésions scléreuses se forment sur une étendue toujours limitée ; et quels que soient l'âge de la plaque ainsi que les altérations plus ou moins profondes du tissu qui la forme, on constate la conservation de la fibre nerveuse et de son cylindre-axe, lors même que le tube nerveux s'efface et disparaît lentement par compression.

Arrivé aux limites de ses recherches histologiques l'auteur s'arrête... abandonnant son microscope dont il a fait un si large usage, mais qui ne peut plus lui servir à éclairer le dernier terme de la question.

D'où procède l'artérite médullaire? Quelle est sa pathogénie?

La part faite aux influences infectieuses, le processus irritatif attribué aux petites embolies obstruant plus ou moins le vaisseau, la syphilis exerçant son action sur les tuniques artérielles, sont autant de raisons exposées, et successivement rejetées dans le champ des hypothèses.

Imbu des doctrines pastoriennes, désireux de prendre l'initiative de recherches nouvelles qu'il poursuivra avec ardeur, il ouvre une parenthèse à un *microbe*, qu'il caractérise d'ailleurs par... un *large point d'interrogation*.

Quel que puisse être l'avenir de ce *microbe inconnu*, au sujet duquel nous voulons garder la plus grande réserve, votre Commission, ne tenant compte que des faits acquis et scientifiquement démontrés, se plaît à vous signaler l'ensemble de ce travail comme une œuvre digne de fixer toute votre attention.

BOURLOTON. — Imprimeries réunies, A, rue Mignon, 2, Paris.

BOURLOTON. — Imprimeries réunies, A, rue Mignon, 2, Paris,

www.ingramcontent.com/pod-product-compliance
Ingram Content Group UK Ltd.
Pitfield, Milton Keynes, MK11 3LW, UK
UKHW012133240726
13965UKWH00005B/2157

PRÉPARATIONS

A. KÜNCKEL.

Les succès remarquables et souvent inespérés qu'ont obtenus et qu'obtiennent tous les jours MM. les Médecins, à l'aide des *Préparations Künckel*, connues depuis trente-cinq ans (Préparations entièrement végétales), contre diverses affections de la peau, notamment contre celles que l'on désigne sous le nom de dartres (1); ces succès, dis-je, me dispensent d'entrer ici dans des détails sur l'efficacité de ces Préparations (dont j'ai déposé la composition au Ministère de l'Intérieur), et qui consistent: 1° en une Pommade; 2° en une Poudre; 3° en un Sirop.

La couleur de la pommade portera peut-être quelques personnes à croire ce médicament propre à répercuter le mal; mais l'expérience leur prouvera que, bien loin de produire cet effet, il excite au contraire pendant un certain temps l'enflure et la suppuration, et qu'en donnant aux plaies une couleur vermeille, il les agrandit quelquefois, mais seulement pendant quelques jours.

---

(1) J'ai aussi obtenu, par le même moyen, la guérison de certaines affections VÉNÉRIENNES ET SCROFULEUSES, qui, après avoir exercé la patience et la sagacité des Médecins les plus habiles, semblaient n'être susceptibles d'aucun amendement.

De semblables guérisons sont consignées dans la correspondance qu'entretiennent avec moi un grand nombre de Médecins et Chirurgiens français et étrangers.

(Voyez N° XIII.)

Aucune substance métallique ne fait partie de mes Préparations, et il est, je pense, assez inutile de faire observer que les produits mercuriels, arsénicaux, etc., en sont entièrement bannis, ainsi que des chimistes habiles s'en sont convaincus, en faisant une analyse rigoureuse de ces préparations.

Manière d'employer les Préparations.

Le Médecin, en prescrivant la poudre et le sirop, aura égard à l'âge, à la sensibilité du malade, à l'étendue plus ou moins grande du mal, et surtout aux causes qui ont donné naissance à la maladie. (*Voyez* page 6.) Quant à la pommade, il faut l'étendre sur de la charpie, si l'on a à traiter un ulcère profond, ou sur de la toile, si le mal est superficiel. Le pansement doit être fait régulièrement et avec beaucoup de soin, deux fois par jour; si la suppuration est abondante, on absorbera légèrement le pus avec de la charpie. Des observations réitérées m'ont prouvé que la pommade, dans tous les cas, nettoie les ulcères, augmente leur suppuration, leur donne un bon aspect, et fait disparaître l'odeur fétide qui les caractérise ordinairement.

Il est nécessaire de laver soigneusement les dartres ou les plaies avec de l'eau de guimauve ou de son, à chaque pansement.

J'ai vu des malades, dont l'ulcère exhalait une odeur insupportable, qui, après avoir employé pendant quelques jours la pommade, éprouvaient non seulement une amélioration très sensible, sous le rapport de l'odeur, mais encore voyaient s'arrêter les progrès de la gangrène, qui s'était manifestée avant l'emploi de la pommade.

L'application de ce médicament occasionne quelquefois des douleurs, même dans les parties qui ont été, mais qui ne sont plus, affectées de dartres. Ces douleurs disparaissent bientôt, ainsi que cela a eu lieu chez la nommée *Marguerite Buillard*, qui m'a offert un exemple remarquable de l'apparition de ces douleurs. Cette personne était atteinte d'une affection dartreuse qui avait envahi les deux bras. Les dartres disparurent entièrement sur un de ses membres, sans que l'on pût apercevoir la moindre trace de la maladie. Je vis alors la malade, qui était confiée aux soins d'un docteur distingué : ce médecin voulant me procurer les moyens de constater l'efficacité de mon remède, saisit cette occasion pour m'être utile. La pommade fut appliquée sur le membre atteint de l'affection dartreuse, et nous associâmes à ce moyen l'usage de la tisane et du sirop, sur lesquels je donnerai plus bas quelques détails, l'application de la pommade produisit de très bons effets sur la malade; *mais peu après des douleurs plus ou moins vives se firent ressentir, non seulement dans le bras malade, mais encore dans le membre correspondant;* la tisane et le sirop furent continués pendant quelque temps, l'amélioration devint chaque jour plus sensible, et la guérison complète de la malade est aujourd'hui une preuve authentique et vivante de l'efficacité de ces différentes préparations. Cette personne, âgée de vingt-six ans, demeurant alors (en 1818) rue de la Michodière, avait employé pendant un an grand nombre de moyens pour combattre la maladie dont elle était atteinte.

On doit commencer le pansement le jour même où l'on commence l'usage de la poudre de Künckel.

La poudre se donne d'abord à la dose de deux paquets en quatre jours, si le sujet est fort, ou en six doses en trois jours, si les forces du malade ne permettent pas qu'on la lui administre dans un temps plus court. Pour préparer cette tisane, on mettra un paquet de la poudre dans une théïère ou cafetière en terre, on jetera dessus cinq verres d'eau bouillante, ensuite on remuera avec une cuillère, afin que l'eau pénètre dans toutes les parcelles de la poudre. Au bout de trois heures d'infusion, on tirera le liquide à clair, ou bien on le passera à travers un linge. Les précautions suivantes seront observées pendant l'administration de la tisane. La première dose (une verrée, une demi-verrée, selon les forces et l'âge du malade) doit être prise quatre ou cinq heures après le repas du soir; la seconde trois heures avant le repas du matin; la troisième se prendra le soir de ce jour, et la quatrième le lendemain matin suivant, etc., etc.; *l'on emploiera un deuxième paquet de la même manière et sans intervalle* (1). Dès que le malade aura pris deux paquets de poudre, il en discontinuera l'usage, et il aura de nouveau recours à ce moyen après la bouteille de sirop, qui doit durer douze jours. Il en prendra seulement un paquet toutes les quinzaines, jusqu'à parfaite guérison (2).

---

(1) On prendra du bouillon gras coupé, ou du bouillon de poulet, une heure après le verre du matin, et on en continuera l'emploi jusqu'au déjeûner.

(2) Il est bien entendu que les femmes ne feront point usage de la tisane de Künckel dans le moment où elles auront leurs règles, et dans le cas où elles les attendront; elles ne devront com-

Il faut dans les intervalles des quinze jours employer, chaque jour, le sirop de Künckel. Ce sirop sera administré à la dose de trois cuillerées à soupe ou *à bouche*, par jour, chacune dans un verre d'une tisane *de chicorée sauvage*, de *fleurs de guimauve et la racine de chiendent*, *ou le houblon et la douce-amère*, ou de toute autre plante qu'aura indiquée le médecin (1). La première cuillerée se prendra le matin, en se levant; la deuxième, une heure avant le déjeûner; la troisième, une heure avant le dîner. Il ne faut point perdre de vue qu'il est nécessaire de revenir tous les quinze jours à la tisane de Künckel; au reste, le médecin, d'après différentes considérations, qu'il est inutile d'exposer, déterminera la dose de ces différents médicaments; il prescrira à son malade un régime très adoucissant (2).

La tisane de Künckel détermine un effet laxa-

---

mencer que trois jours après leur cessation. Cependant elles feront usage du sirop.

(1) Les personnes qui ont la poitrine délicate peuvent prendre le sirop dans une infusion des quatre fleurs émollientes. Les dames atteintes de dartres que l'on peut considérer comme reconnaissant pour cause une maladie laiteuse, prendront le sirop *dans une décoction de racines d'asperges*. (Deux gros par pinte d'eau.)

(2) L'on doit s'abstenir de laitage, haricots, lentilles et pois (*secs*), de salaisons, de salades et de toutes crudités en général, de café à l'eau, de liqueurs spiritueuses. Les personnes qui ont contracté l'*habitude* du café au lait peuvent en continuer l'usage pendant le traitement. Un ou deux bains chauds ordinaires, ou d'eau de son (par semaine), pendant l'usage du sirop, sont nécessaires lorsque les dartres ne suintent pas, ou que les parties malades ne sont pas enflées. Ces bains doivent être pris avant, ou trois jours après l'usage des poudres.

tif très modéré. Néanmoins, si le malade est faible, délicat, irritable; si par exemple, on a à traiter, soit un enfant, soit une femme, ou tout individu doué d'une constitution grêle, on doit, ainsi que je l'ai déjà dit, modifier beaucoup les doses, et donner, dans trois, quatre, quelquefois même cinq jours, des doses que des malades forts peuvent prendre dans deux jours, sans éprouver le moindre accident.

Les pots de pommade sont d'une forme particulière ; les lettres *A. K.* sont gravées dessus , en noir, et cuites avec l'émail. Les étiquettes portent mon cachet, mon chiffre, et le nom de *Künckel* autour; les bouteilles de sirop et les paquets de poudre portent également mon cachet et ma griffe, tels qu'ils sont sur les exemplaires de cette instruction; en conséquence les articles qui ne seraient point revêtus des marques ci-dessus indiquées doivent être considérés comme contrefaits.

Je ne rapporterai point le grand nombre d'observations que j'ai été à même de recueillir, pour prouver l'efficacité de ces remèdes. Je n'ai pas la prétention de justifier, par la publication d'un volume, les efforts que j'ai été obligé de faire pour obtenir d'aussi heureux résultats.

Je me bornerai à transcrire quelques-uns des certificats qui m'ont éte envoyés; ils sont d'autant plus dignes d'attention, que les médecins distingués desquels je les tiens, employant souvent les Préparations *Künckel*, ont, dans des cas très graves, obtenu les succès les plus satisfaisants. Ces certificats seront plus que suffisants pour porter la conviction dans l'esprit des plus incrédules. Si pourtant l'on cherchait à jeter de la défaveur sur l'efficacité de mes Préparations, riches de preuves, qu'au besoin je pourrais exhiber, il me serait facile de confondre la mauvaise foi de ces hommes, qui, jaloux du succès des autres, éprouvent une douce satisfaction à les dénigrer. Quel que soit, du reste, le dire des malveillants, je n'en continuerai pas moins à faire tous mes efforts pour obtenir l'estime des gens de bien, acquérir de nouvelles connaissances, et les faire toujours tourner au profit de l'humanité; heureux si je puis continuellement atteindre ce but, que doivent toujours avoir en vue ceux qui s'occupent des découvertes utiles à l'art de guérir.

NOTA.

D'après un grand nombre d'observations faites avec une attention scrupuleuse, j'ai tout lieu de croire que mes Préparations, si utiles aux dartreux, peuvent être de la plus grande utilité contre une des maladies les plus fâcheuses qui puissent attaquer l'enfance, et même l'adolescence: je veux parler de la teigne. J'ai été porté, par l'analogie qui existe entre les dartres et la teigne, à étendre l'usage de mes remèdes à cette dernière maladie, et j'ai eu à m'applaudir de mes essais. Plusieurs médecins qui avaient échoué avec le traitement ordinaire, m'ont annoncé en avoir retiré le plus grand succès. Je pourrais citer beaucoup d'exemples de guérison, mais je me bornerai au seul cas du fils de M. Vigoureux, courrier de la malle de Brest, demeurant à Paris, rue

Coquenard, n° 15 *bis*, qui fut guéri dans l'espace de six semaines d'une teigne argentine, une des plus rebelles que l'on connaisse.

Cet enfant a été soigné par le docteur France.

La méthode la plus sûre d'attaquer la teigne est d'appliquer sur la tête, auparavant rasée, un linge enduit de la pommade, en forme de calotte, qu'on renouvellera toutes les vingt-quatre heures, jusqu'à parfaite guérison. Le traitement interne consiste à faire prendre aux malades un paquet de poudre, en six, huit, dix et douze verres, selon l'âge et la constitution de l'enfant. Mais pour éviter toute erreur qui pourrait facilement être commise envers des individus si jeunes, il sera toujours prudent de consulter un médecin, et de les confier à ses soins, afin d'être plus sûr.

N° I.

Lettre de M. Pariset, secrétaire perpétuel de l'Académie de Médecine, à M. Künckel.

ACADÉMIE ROYALE DE MÉDECINE.

Paris, le 16 octobre 1837.

Je prends la liberté de recommander à la bienveillante humanité de M. Künckel celui qui lui présentera cette lettre : c'est le portier de notre hôtel. La fortune de ce pauvre homme est bien peu de chose. Il est affecté d'une maladie que les plus habiles médecins n'ont pu soulager, et dont la guérison est réservée, je pense, aux remèdes de M. Künckel. Cette maladie est un obstacle à tout travail, et M. Künckel juge bien qu'un homme mis hors d'état de travailler, qui est père de famille, a bien peu de ressources ; à peine peut-il se suffire.

Mes salutations de tout mon cœur à M. Künckel.

E. PARISET.

N° II.

Lettre de M. Künckel à M. Pariset.

Paris, ce 24 décembre 1840.

Mon cher monsieur Pariset,

Vous vous rappelez que dans le temps vous m'avez adressé le portier de l'hôtel de l'Académie royale de Médecine, atteint gravement d'une maladie de la peau, qui couvrait tout le corps. Je vous ai prévenu alors, que cette maladie si ancienne et si grave, qui affectait même les organes internes, ne pouvait pas se guérir complètement du premier traitement, et qu'il fallait refaire un petit traitement à chaque renouvellement de saison, pendant plusieurs années, pour parvenir à la guérison complète et radicale.

Ce malade ne s'étant plus présenté chez moi depuis le printemps dernier, je prends la liberté de vous demander des nouvelles de sa position actuelle. Comme je lui ai toujours fourni les médicaments gratuitement, je me flatte de croire que son état est satisfaisant.

Veuillez, Monsieur, m'honorer d'un mot de réponse pour que je puisse me rendre compte de l'efficacité de mon traitement dans un cas aussi grave.

Agréez, Monsieur, l'assurance de la plus parfaite considération de votre très dévoué serviteur.

KUNCKEL.

N° III.

Réponse de M. Pariset.

Mon cher monsieur Künckel,

Je comprends votre sollicitude. Notre concierge avait une maladie de peau universelle, affreuse, opiniâtre. Vous l'avez réduite à presque rien. La jambe droite seulement en conserve encore quelques traces. J'ai souvent grondé le malade de sa négligence. S'il avait été plus docile, il serait sans doute guéri, et je pense qu'au printemps prochain, vous aurez peu à faire pour consommer cette guérison. Mais encore faut-il qu'il consente à son propre bien-être, et j'espère le persuader à cet égard.

Bonjour, cher monsieur; agréez mes salutations bien cordiales, et tous mes remercîments pour ce pauvre malade.

Signé : E. PARISET.

Passy, le 27 décembre 1840.

N° IV.

J'ai vu *de mes yeux* des éruptions larges, de nature dartreuse, couvrant de leurs croûtes le dos, l'abdomen, les cuisses, les jambes, et résister à des remèdes très variés, être réputées incurables, et céder promptement à l'emploi du remède de M. Künckel. Si l'administration des hôpitaux permettait de faire en grand des essais de ce remède, sous la direction de M. Künckel, je pense qu'elle aurait lieu de l'en féliciter, et que les malades et les médecins eux-mêmes y gagneraient beaucoup.

Passy, ce 22 décembre 1841.

E. PARISET,
D. M. P.

N° V.

Je soussigné, médecin par quartier du Roi, médecin de l'hôpital royal des Quinze-Vingts, médecin des comités de bienfaisance du cinquième arrondissement, etc., etc., certifie avoir employé avec succès la pommade dite de *Künckel* dans plusieurs maladies du *système dermoïdes*, telles que dartres d'une nature *squammeuse*, dartres *furfuracées*, dartres *crustacées*, accompagnées d'une couleur gris-verdâtre, et quelquefois de l'écoulement d'une humeur blanchâtre d'une fétidité insupportable, et d'écailles de sept à huit lignes de diamètre, ordinairement de forme ovale, minces, légèrement sillonnées en divers sens, d'une couleur blanchâtre, quelquefois superposées, au nombre de deux et trois, surtout lorsque les dartres ont eu leur siège à la face interne des cuisses. Ces affections du système dermoïde étaient souvent compliquées avec la diathèse scrofuleuse, et la plupart étant le résultat de maladies *syphilitiques* et *psoriques* qui ont été combattues en même temps par les remèdes intérieurs, analogues aux vices qui les avaient précédées, et par l'usage des tisanes dépuratives et purgatives de Künckel, conseillées aux malades.

En foi de quoi j'ai délivré le présent certificat pour servir et valoir ce que de raison.

A Paris, le 16 juillet 1819.

Signé : DUFFOUR.

N° VI.

ADMINISTRATION GÉNÉRALE DES HÔPITAUX, HOSPICES CIVILS DE PARIS.

Hôpital Saint-Louis.

Je soussigné, médecin à l'hôpital Saint-Louis, certifie que j'ai employé avec beaucoup de succès la pommade dite de Künckel, dans le traitement de plusieurs espèces de dartres et de quelques ulcères carcinomateux. Cette pommade, étendue sur une très large surface, n'a jamais donné lieu à aucun accident. Elle mérite de fixer l'attention des praticiens.

Signé : JANIN DE SAINT-JUST.

Ce 1er octobre 1819.

N° VII.

Je soussigné, docteur en chirurgie de la Faculté de médecine de Paris, membre de plusieurs sociétés savantes, etc., certifie avoir été témoin des bons effets obtenus par l'emploi des remèdes de M. Künckel dans les affections dartreuses. Je déclare en conséquence que ces différentes préparations méritent la plus grande attention des praticiens.

En foi de quoi j'ai délivré le présent pour servir et valoir ce que de droit.

Signé : SOUBERBIELLE,

rue d'Anjou Saint-Honoré, n° 13.

Paris, ce 23 mars 1823.

N° VIII.

Je soussigné, chevalier de l'ordre royal de la Légion-d'Honneur, docteur en médecine de la Faculté de Paris, médecin du bureau de charité du deuxième arrondissement, certifie avoir employé avec le plus grand succès les préparations de M. Künckel; et parmi les cures nombreuses que j'ai obtenues, je citerai le cas remarquable du sieur Geoffroy, portier, rue St-Honoré, 286, dont les mains et les pieds étaient couverts de dartres vives et dégoûtantes, depuis plusieurs années, et dont la constitution était épuisée par la suppuration abondante qui en découlait continuellement. En moins de six semaines, cet homme fut délivré de cette hideuse maladie, et maintenant qu'il s'est écoulé plus de huit mois depuis sa guérison, rien n'annonce qu'il soit menacé d'une rechûte.

J'affirme de plus avoir vérifié le fait de la guérison d'un employé, demeurant à Boulogne, près Paris, qui, depuis plus de vingt ans, avait réclamé infructueusement les soins des médecins les plus éclairés de la capitale, pour des dartres à un bras et à la tête, qui lui avaient détérioré entièrement sa constitution. Le traitement par les préparations Künckel fut si heureux, que ce malade a repris beaucoup d'embonpoint, et que sa guérison lui a permis de se débarrasser d'un cautère qu'il portait depuis l'origine de sa maladie.

Je me plais à reconnaître l'efficacité de cette nouvelle méthode de traitement des dartres, qui est très recommandable par son innocuité et ses bons effets.

En foi de quoi j'ai délivré le présent certificat.

Paris, ce 15 mars 1823.

Signé : Marchand.

N° IX.

Je soussigné, chirurgien et membre de la société de médecine-pratique de Paris, etc., certifie que la dame *Boucher*, demeurant rue de la Pépinière, n° 25, à Paris, s'est présentée chez moi au mois de mars 1819, pour constater l'état de maladie dans lequel elle avait la jambe droite; elle me fit le narré des causes qui avaient déterminé cette éruption, et qu'elle soupçonne avoir été causée par une immersion accidentelle de tout le corps dans l'eau froide, un mois après avoir été accouchée, et des traitements qu'elle avait subis pendant trois ans au moins, antérieurement à l'époque de son entrée au dispensaire, qui eut lieu le 22 septembre

1817. Elle me remit en même temps les bulletins des différents traitements qu'on lui fit subir.

Cette maladie, à cette époque, avait été désignée comme un ulcère dartreux.

On commença le traitement par l'usage des bains de jambe, dans lesquels on ajoutait au véhicule six livres de *tan* en poudre, trois livres de *vinaigre*, demi-livre de *carbonate de soude*. Ces bains ont été pendant un an répétés deux fois par jour, et toujours administrés à froid; à la sortie du bain, on lui faisait saupoudrer les plaies avec du *calomélas*, après avoir frictionné sa jambe avec une once de pommade soufrée. A la même époque, elle faisait usage des bains entiers de rivière, qu'elle a continués pendant six semaines.

Le 28 septembre 1818, on lui fit appliquer sur toute la jambe un cataplasme émollient; la malade fut mise à l'usage du vin antiscorbutique : elle ne discontinua d'en prendre pendant au moins un an. On fit marcher de front un traitement anti-syphilitique; on lui ordonna une tisane de bardane, de réglisse et de douce-amère; matin et soir, elle prenait dans un verre de lait ou de tisane une cuillerée à bouche de liqueur de Wanswiéten, avec une addition de teinture thébaïque.

A peine la malade avait-elle commencé l'usage de la liqueur, qu'il se manifesta sur la pommette de la joue gauche une rougeur qui, augmentant de plus en plus, détermina une inflammation tellement considérable, qu'on eut recours aux cataplasmes émollients pour en arrêter les effets.

La tumeur acquit un volume extraordinaire; la suppuration qui se fit jour à travers la narine gauche, était si abondante, qu'elle mouillait six mouchoirs par jour; on lui fit faire des injections avec la liqueur Wanswiéten.

Tous les soirs, on lui faisait faire des frictions sur les ulcères de la jambe avec un gros d'onguent mercuriel. Ce traitement fut continué jusqu'au mois de mars 1819, époque où la maladie ayant augmenté, et lui faisant éprouver des douleurs atroces, Mme *Boucher* se présenta chez M. Delaruelle pour constater l'état de sa maladie. M. Delaruelle, quoiqu'ayant l'intention de la traiter, ne voulut rien commencer avant d'avoir fait visiter la malade.

Je reconnus une plaie *ulcéro-dartreuse*, et que, par la nature de la suppuration, je jugeai également être de nature *scrofuleuse*. Cette plaie occupait toutes les surfaces antérieures et latérales de la jambe droite; il y avait au tiers supérieur et antérieur du tibia une périostose avec inflammation, qui secrétait une suppuration claire et blanchâtre. Tout autour de l'articulation du genou, il existait un foyer de suppuration qui se faisait jour à travers les ulcères; d'autres fusées, vers la partie intérieure de la jambe (qui se trouvait très gonflée) communiquaient avec d'autres ulcères; cette jambe, très enflammée, et dont les plaies étaient livides et jaunes, présentait, en général, un aspect effroyable.

La malade était dans un état de faiblesse et de maigreur extrêmes dues à une diarrhée presque continuelle; elle avait des spasmes qui se renouvelaient cinq à six fois par jour; les forces étaient tellement affaiblies, que pouvant à peine articuler, elle était obligée d'avoir recours aux signes pour se faire comprendre.

Nous convînmes alors de la traiter conjointement, et de suivre les progrès de la maladie.

Le 18 mars, nous commençâmes par faire frotter avec l'huile d'amandes douces la jambe malade, sur laquelle était fixée une couche épaisse d'onguent mercuriel, due aux frictions réitérées de cette pommade qu'elle employait depuis un certain temps.

Nous lui fîmes faire usage sur le champ de la *pommade Künckel*, étendue sur de la toile que l'on changeait trois fois par jour. A l'emploi quotidien de cette pommade, nous joignîmes l'usage de la tisane Künckel, ainsi qu'il est indiqué au *Prospectus*. Nous suspendîmes tout traitement ordonné au dispensaire.

Dès le pansement du 21 mars, nous remarquâmes un changement notoire dans l'état des plaies; elles s'étaient détergées, étaient devenues vermeilles, et la suppuration naturelle.

Le 25, le mieux se soutenait; l'enflure de la pommette et la suppuration, qui était très fétide et très abondante, changèrent de nature et de quantité.

Le 29, la diarrhée, qui depuis longtemps existait, céda au tonique que nous lui administrâmes, consistant en vin de quinquina d'Espagne, qu'elle prenait tous les jours à la dose d'un verre à liqueur, avant chaque repas. Tous les accidents diminuèrent sensiblement de jour en jour. La malade reprenait des forces; l'appétit, nul jusqu'alors, augmentait; la couleur du teint se ranimait, et afin de déterminer plus promptement la disparition de l'enflure et de la suppuration de la pommette, nous lui appliquâmes, vers le commencement d'avril, un vésicatoire au bras gauche, dont nous obtînmes les plus heureux résultats.

Tous les quinze jours, pour tout traitement interne, la malade prenait une pinte de la *tisane de Künckel;* les ulcères et l'enflure de la jambe diminuèrent journellement, et dans ce moment, la jambe, revenue à son état naturel, ne présente plus qu'une plaie légère, du diamètre d'une ligne. Cette personne, blanchisseuse de son état, souffrait horriblement, aucune position pour elle n'était supportable; dans son lit même, elle éprouvait les douleurs les plus vives. Depuis quatre mois elle se tient debout et fait aujourd'hui les plus grandes courses sans éprouver les moindres douleurs.

Une observation non moins intéressante à relater, est celle du sieur *Deroy*, marchand de vin, rue Traversière Saint-Honoré. Ce particulier, âgé de plus de soixante ans, d'une forte complexion, d'un embonpoint presqu'excessif, avait deux plaies à la jambe. Une d'elles, du diamètre de quatre pouces au moins, était entièrement gangrénée, exhalait une odeur insupportable, et pour laquelle le médecin avait jugé la présence du chirurgien nécessaire. Le malade ayant été prévenu qu'une opération devenait indispensable, s'y refusa: le jour même, un de ses parents lui conseilla l'usage de la pommade de Künckel; il s'en servit le dimanche suivant, et le mercredi d'après, une des plaies était cicatrisée, et celle où était la gangrène était vermeille et rose ; l'escarre gangréneux avait disparu, le sommeil était revenu, ainsi que l'appétit. Nous doutons que ce particulier emploie même deux pots de pommade et plus de deux pintes de *tisane de Künckel.*

Paris, 1er octobre 1819.

Signé : DEBALZ.

N° X.

Je soussigné, J.-F. Hénault, ouvrier bijoutier, demeurant à Rouen, rue de la Thuile, certifie que, d'après les soins portés à ma fille, *Rose Hénault*, âgée de quatorze ans, qui avait été brûlée par le feu, depuis les jarrets jusqu'au-dessus des épaules et les deux côtés du corps, que M. Ay, chirurgien-aide-major au 2e régiment de la garde royale, s'est présenté chez moi le sixième jour de l'événement, et a commencé ses traitements avec la pommade anti-dartreuse de Künckel, dont le dépôt est chez M. Bottentuit le jeune, pharmacien, rue Grand-Pont, à Rouen ; que le susdit sieur Ay a obtenu sa guérison parfaite en quinze jours, ce qui est de nous attesté par les signatures ci-après des personnes qui ont eu connaissance de cet événement.

A Rouen, le 15 novembre 1820.

Signé : AY, chirurgien ; HENAULT, DUCHESNE, FRANCONVILLE, BELL, COUTELIER ; DUPUIS, négociant, rue des Murs-Saint-Ouen, n° 17, au coin de la rue de la Perle.

Suivent les légalisations des signatures ci-dessus par les Commissaires et Maire de la ville de Rouen.

N° XI.

Parmi les diverses observations que j'ai reçues relativement à la guérison de maladies vénériennes invétérées (voy. pag. 3, note) je crois devoir citer celle que M. le docteur Brachet, praticien à Lyon, vient de m'envoyer, sous la date du 23 novembre 1834. Je la transcris telle qu'elle se trouve dans la lettre du docteur Brachet, c'est-à-dire dans toute sa simplicité.

« Monsieur, je traite encore dans ce moment par vos préparations un malade, qui, lorsqu'il s'est présenté à moi, était affecté d'une dartre vénérienne qui lui couvrait tout le scrotum, et s'étendait jusqu'à l'anus, où il existe des excroissances qui jusqu'à présent ont résisté. Cette dartre, qui existait depuis sept à huit ans, avait été constamment harcelée par des remèdes que les médecins de notre pays croyaient être les plus efficaces. Ce malade a subi deux traitements anti-vénériens, il a pris dix bouteilles de rob du sieur Boyveau-Laffecteur, il a également pris trente bouteilles d'un sirop qu'on lui disait être dépuratif; néanmoins la dartre a résisté à tout, si ce n'est à vos préparations, auxquelles elle a été forcée de céder.

« Le malade qui fait le sujet de cette courte observation est âgé d'une quarantaine d'années. Lorsque je l'ai entrepris, il était maigre, pâle et extrêmement faible; sa dartre lui occasionnait une démangeaison bien plus insoutenable qu'une douleur aiguë; elle exhalait une humeur séreuse, fétide et corrosive : cette sérosité était tellement abondante, qu'il est inoui la quantité de linge qu'il mouillait chaque jour. Ce malade aujourd'hui a repris de la fraîcheur et de l'embonpoint; il est fort content de votre traitement qu'il continue. Je lui ordonne des frictions avec la pommade sur les excroissances, et la continuation de vos remèdes qu'il prend d'autant plus volontiers qu'il s'en trouve bien.

N° XII.

Je pourrais donner ici les détails intéressants du traitement que j'ai administré à deux malades qui m'ont été adressés par MM. les Docteurs chargés des consultations de la société médico-philantropique séante à l'Hôtel-de-Ville; mais je préfère insérer la lettre que j'ai reçue à ce sujet de M. le Secrétaire de cette société savante. Cette lettre, infiniment honorable pour moi, en dira plus que tout ce que je pourrais dire moi-même.

Le Secrétaire de la Société médico-philantropique

à M. Künckel.

Monsieur,

La société me charge de vous remercier de l'offre que vous lui avez faite de nouveau d'administrer gratuitement vos préparations aux malades affectés de dartres qui vous seraient recommandés par MM. les Docteurs chargés de donner tous les jeudis des consultations à l'Hôtel-de-Ville.

Elle a appris avec le plus vif intérêt les succès que vous avez obtenus dans le traitement des sieurs *B.* et *N.*, que vous avaient adressés MM. les Médecins chargés de nos consultations, et dont la maladie (*d'après la déclaration des sieurs* B. *et* N.) paraissait avoir résisté jusqu'alors aux divers traitements qui leur avaient été conseillés.

Lorsque nous aurons occasion d'utiliser votre charité, nous la saisirons avec empressement.

J'ai l'honneur d'être, Monsieur,

Votre très humble et très obéissant serviteur,

BOURGEOIS, D.-M.-P.

N° XIII.

Je soussigné, certifie que ma fille Jennie Neveu, âgée de six ans, atteinte depuis l'âge de deux ans d'une maladie scrofuleuse fixée à la mâchoire inférieure et sur les yeux, a été traitée et guérie radicalement dans l'espace de trois mois par l'usage des préparations Künckel.

Paris, ce 3 juin 1826.

Signé : NEVEU,

Rue des Fossés-St-Germain-l'Auxerrois, 37.

N° XIV.

Je soussigné, Docteur en médecine de la Faculté de Paris, certifie avoir employé avec un succès complet les préparations Künckel dans un grand nombre d'affections dartreuses récentes et invétérées qui avaient résisté à tous les moyens thérapeutiques usités en pareille circonstance.

En foi de quoi j'ai délivré le présent, pour servir et valoir ce que de droit.

Ce 10 juin 1826.

Signé : TRIGER,

Rue du Faubourg Poissonnière, 74.

N° XV.

J'ai plusieurs fois été appelé pour suivre les traitements antidartreux de M. le docteur Künckel ; je puis affirmer, que dans le plus grand nombre des cas, ils ont été suivis de succès. L'efficacité de sa pommade se fait toujours remarquer dans les dartres disposées à rendre de la sérosité. Souvent celles qui sont *sèches* coulent après l'emploi de ce topique, cette excrétion est toujours d'un heureux présage.

M. D..., rue St-Denis, n° , et son fils, affectés depuis l'enfance, furent complètement guéris par un traitement de quelques mois.

Signé : Deleau, D.-M.-P.

Médecin de l'hospice des orphelins, pour le traitement des maladies de l'oreille.

Paris, 30 octobre 1832.

N° XVI.

Je soussigné, pharmacien-major de l'hôpital militaire du Gros-Caillou, membre de la Légion-d'Honneur, certifie, qu'étant affecté depuis mon enfance de dartres vives qui me couvraient tout le corps, j'ai fait usage pendant huit ans sans interruption de tous les remèdes connus en médecine et indiqués en pareil cas. Bien loin d'en éprouver une amélioration, au contraire, l'intensité de cette cruelle maladie était telle, que la vie m'était devenue insupportable. Enfin, après avoir épuisé toutes les ressources de l'art, j'ai eu connaissance du traitement de cette maladie par M. Künckel ; et après avoir pris des informations auprès des personnes qu'il avait guéries, je me suis décidé, quoique avec défiance, à faire usage de son traitement, qui consiste en poudre, pommade et sirop dépuratif. Combien je regrette de ne pas l'avoir employé plus tôt ! Combien j'aurais évité de grandes douleurs ! Je suis aujourd'hui dans la situation la plus satisfaisante, bien que je ne sois pas encore entièrement guéri, retard dont je ne puis attribuer la cause qu'à mon âge avancé de 65 ans.

Je déclare donc que je ne crois pas qu'on puisse employer de remèdes plus avantageux pour combattre cette affreuse maladie, et que c'est un service précieux à rendre à l'humanité, en propageant ces moyens de guérison qui, sous tous les rapports, ne peuvent être nuisibles à la santé.

C'est pourquoi je saisis avec plaisir cette occasion de témoigner à M. Künckel combien je lui ai d'obligations et ma sincère reconnaissance.

Signé : CHARGRASSE.

Paris, ce 29 février 1832.

Nota. Depuis cette époque, M. Chargrasse est entièrement guéri.

N° XVII.

Monsieur et très honoré confrère,

Vous m'avez demandé l'historique succinct de la maladie de Mme la baronne de W... et de mademoiselle sa sœur. Voici, en peu de mots, la marche qu'ont suivi les accidents depuis l'invasion du mal. Issues de parents dartreux, ces dames ont été elles-mêmes affectées, dès leur bas-âge, d'un *herpes* qui a longtemps résisté à tous les remèdes appropriés. Enfin, sous l'influence d'une médication prescrite par un empirique de Londres, l'affection cutanée a disparu subitement; mais bientôt des symptômes d'un autre genre sont survenus, et ont fait craindre une lésion des organes pulmonaires, que jusque-là rien n'avait pu faire pressentir.

Les moyens usités en pareille circonstance ayant été employés sans succès pendant plus d'un an, et le mal allant toujours croissant, les deux malades firent le voyage de Paris, et vinrent réclamer mes soins. D'après les renseignements qu'elles me fournirent sur le début de la maladie, je crus devoir considérer l'affection pulmonaire comme une suite naturelle de la disparition trop brusque de celle qui avait pendant si longtemps occupé l'appareil tégumentaire externe, et, en conséquence, votre traitement spécial fut mis en usage. Un mois s'était à peine écoulé, que déjà un mieux sensible pouvait être remarqué; et, dans les deux mois qui suivirent, la cessation complète de tous les accidents fut obtenue.

Aujourd'hui, après cinq mois et plus de guérison, la santé n'a pas fléchi un seul instant. La force, l'embonpoint et la fraîcheur sont revenus; et ces dames, qui n'ont plus que le souvenir de ce qu'elles ont souffert, ne peuvent trop se louer des moyens auxquels elles sont redevables d'un rétablissement qu'elles n'osaient plus espérer. Elles me chargent de vous en témoigner de nouveau toute leur reconnaissance, et c'est avec un bien vif plaisir, Monsieur, que je m'empresse de le faire, puisque j'y trouve une occasion de vous faire agréer l'assurance de la considération bien distinguée avec laquelle j'ai l'honneur d'être

Votre tout dévoué confrère,

COTTEREAU.

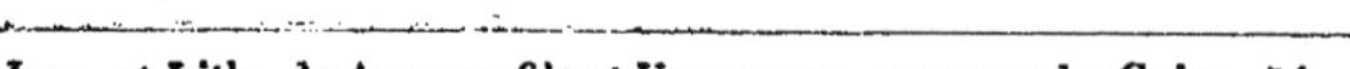

Imp. et Lith. de APPERT fils et VAVASSEUR, passage du Caire, 54.

www.ingramcontent.com/pod-product-compliance
Ingram Content Group UK Ltd.
Pitfield, Milton Keynes, MK11 3LW, UK
UKHW012133240726
13965UKWH00005B/2150